AF495314

CONFÉRENCES DU MUSÉE PÉDAGOGIQUE

1909

# LE
# RÉGIME ALIMENTAIRE DES ÉCOLIERS

## POINT DE VUE PRATIQUE

PAR

M. LE D$^r$ JEAN-CHARLES ROUX

ANCIEN INTERNE DES HÔPITAUX DE PARIS

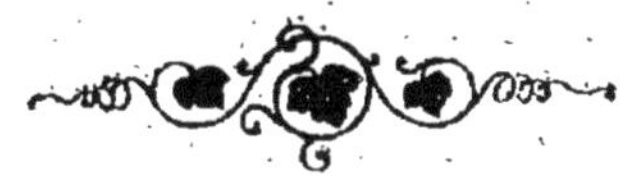

PARIS

IMPRIMERIE NATIONALE

—

MDCCCCIX

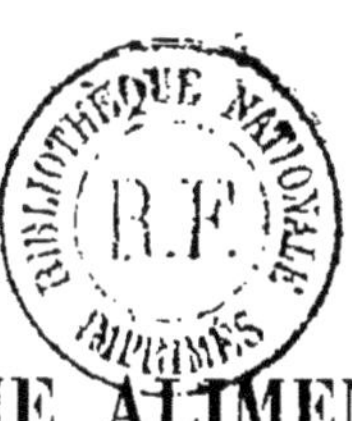


# LE
# RÉGIME ALIMENTAIRE DES ÉCOLIERS

## AU POINT DE VUE PRATIQUE

CONFÉRENCES DU MUSÉE PÉDAGOGIQUE

1909

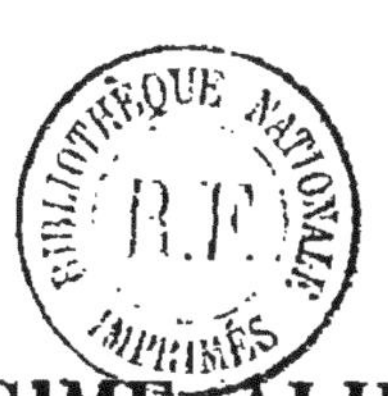

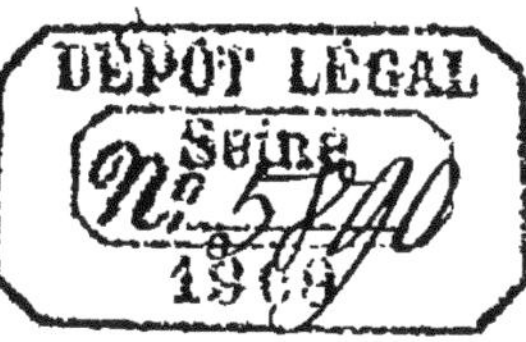


# LE
# RÉGIME ALIMENTAIRE DES ÉCOLIERS

## AU POINT DE VUE PRATIQUE

PAR

**M. LE Dr JEAN-CHARLES ROUX**

ANCIEN INTERNE DES HÔPITAUX DE PARIS

PARIS

IMPRIMERIE NATIONALE

MDCCCCIX

# LE
# RÉGIME ALIMENTAIRE DES ÉCOLIERS
## AU POINT DE VUE PRATIQUE.

Le sujet que j'ai à traiter devant vous est certes des plus intéressants et d'une utilité incontestable; nous devons assurer à l'enfant et au jeune homme, de 3 à 17 ans, une alimentation rationnelle et suffisante, et c'est là une question des plus importantes pour tous les chefs d'institution. Mais ce sujet est assez difficile à exposer dans une conférence, car on ne peut le traiter dans un esprit pratique qu'après avoir rappelé quelques notions indispensables de chimie alimentaire.

Vous voudrez donc m'excuser, si je dois apporter ici un nombre respectable de chiffres.

Nous diviserons cette étude en deux parties. Nous envisagerons d'abord les moyens d'assurer la *quantité* des aliments nécessaire : l'établissement d'une ration alimentaire suffisante est, en effet, le problème le plus important. Dans une seconde partie, nous déterminerons quelle doit être la *qualité* des aliments, comment ils doivent être présentés, en combien de repas ils doivent être répartis, etc.

## I. LA RATION ALIMENTAIRE.

Pour fixer la quantité des aliments nécessaires à nos écoliers, il nous faut entrer dans quelques considérations théoriques.

Les aliments qui doivent fournir l'énergie vitale se composent, comme vous le savez déjà, des mêmes substances élémentaires :

1° Les albuminoïdes comprenant de l'azote, qui servent à entretenir et à réparer nos tissus, composés essentiellement d'albumine;

2° Les substances qui doivent être brûlées dans la machine humaine pour dégager de l'énergie, comme le charbon est brûlé dans la machine à vapeur, et ces aliments sont la graisse et les hydrates de carbone.

Dans la plupart des aliments usuels on trouve une certaine proportion de chacune de ces trois substances. Le pain, par exemple, contient pour 100 grammes : 50 grammes d'hydrate de carbone, 9 grammes d'albuminoïdes, 8 grammes de graisse. La viande, au contraire, très riche en albuminoïdes, contient fort peu d'hydrate de carbone, et pour 100 grammes de viande on trouve 17 grammes d'albuminoïdes, 0 gr. 05 d'hydrate de carbone, et environ 5 grammes de graisse. Dans des traités spéciaux on trouve l'analyse centésimale de la plupart des aliments, et on a pu établir la proportion d'albumine, de graisse et d'hydrate de carbone nécessaires pour les enfants bien portants, d'âges différents. Ainsi, deux physiologistes allemands, Munk et Ewald, ont reconnu que, pour un garçon de 10 ans, il faut par jour :

| | |
|---|---|
| Albuminoïdes | 65 grammes. |
| Graisse | 40 |
| Hydrate de carbone | 210 |

les différents aliments pouvant être combinés de façon différente pour fournir cette ration.

Mais vous voyez combien cela est compliqué; établir une ration en s'appuyant sur ces données est une œuvre de longue haleine et qui peut difficilement entrer dans la pratique. Ces notions peuvent suffire pour des recherches physiologiques; elles sont d'une utilité très relative dans la fixation des menus d'une classe de collégiens d'âges différents, à cause même de leur complexité.

Dans cette conférence, je me suis surtout efforcé de vous donner des moyennes faciles à retenir, qui permettent de calculer avec une approximation suffisante la ration alimentaire des écoliers.

Une première simplification consiste à ne pas envisager successivement la ration nécessaire à un enfant de 3 ans, de 4 ans, de 5 ans, etc., mais à rapporter la ration au kilogramme du poids normal de l'enfant. On peut alors savoir ce qu'il faut fournir d'aliment au kilogramme d'enfant; suivant qu'il s'agira d'un enfant de 20, de 30, de 50 kilogrammes, une simple multiplication permettra d'établir le chiffre de la ration alimentaire. Mais remarquez qu'il faut partir du poids normal de l'enfant, c'est-à-dire du poids que devrait avoir l'enfant considéré. Si l'on prenait le poids réel, on serait conduit à des erreurs étranges. Un enfant obèse, pesant beaucoup à cause de la graisse trop abondante, recevrait une ration excessive qui le rendrait encore plus gros. Un enfant très maigre recevrait, au contraire, pour les mêmes motifs, une ration insuffisante. Or, le meilleur moyen de calculer le poids normal, c'est d'établir le poids que doit avoir l'enfant d'après sa taille; c'est ce qu'a fait M. Maurel, à qui nous devons cette notion importante, et vous trouverez dans le tableau ci-joint quel est le poids normal d'enfants de tailles variant de 0 m. 75 à 1 m. 65 [1].

| ÂGE APPROXIMATIF. | TAILLE. | POIDS NORMAL. |
|---|---|---|
| | m. c. | kilogrammes. |
| 5 ans................... | 1 00 | 15 |
| 10 ans................... | 1 25 | 25 |
| 12 ans................... | 1 40 | 30 |
| 14 ans................... | 1 50 | 40 |
| 16 ans................... | 1 60 | 50 |
| 18 ans................... | 1 63 | 55 |

[1] Nous ne saurions trop conseiller la lecture du très intéressant mé-

Ce premier point établi, pour simplifier le calcul de la ration alimentaire, nous exprimerons en calories la valeur nutritive de tous les aliments. On peut exprimer par là, d'une façon simple, l'énergie que dégagent les différentes substances alimentaires. Je ne veux pas insister sur ces notions, que vous devez connaître, mais à titre d'exemple je vous rappellerai que 1 gramme d'alcool, par exemple, dégage, en brûlant, 7 calories, c'est-à-dire qu'il peut, en brûlant, élever de 7 degrés la température de 1 kilogramme d'eau distillée. Or, il dégagera la même quantité d'énergie lorsqu'il sera brûlé dans l'organisme.

Il en va de même pour tous les autres aliments que nous ingérons. La calorie est donc l'unité d'énergie nutritive, en quelque sorte. Vous voyez l'avantage de ce procédé, et combien il simplifie la question. Cela permet, en particulier, de savoir très rapidement comment les aliments peuvent se remplacer dans une ration alimentaire. Par exemple, un litre de lait dégage 700 calories, un œuf correspond à 75 calories; vous voyez donc que, dans une ration alimentaire, il faudra dix œufs pour remplacer un litre de lait.

On peut par là établir rapidement la ration alimentaire, si l'on connaît la quantité de calories qu'il faut fournir par kilogramme de poids d'enfant. Or, on a pu établir approximativement combien il fallait de calories, par kilogramme, pour des enfants d'âges différents. Il faut, en effet, plus de calories par kilogramme pour des enfants très jeunes; à mesure que la taille augmente et que la surface cutanée diminue, par rapport au poids, le nombre de calories nécessaires diminue. Vous verrez dans le tableau ci-dessous que, si, pour un enfant ayant un poids de 10 kilogrammes, il faut 65 à 75 calories par kilogramme, pour un enfant de 30 kilogrammes, il suffira de 50 à 55 calories par kilogramme, et

moire de M. Maurel, à qui nous empruntons ce tableau: *Rapport sur la ration d'entretien aux divers âges*, Revue de la Société scientifique d'hygiène alimentaire, 1906, n° 5, p. 763.

pour un jeune homme de 55 kilogrammes, 40 calories par kilogramme seront suffisantes.

En réunissant ces données au tableau précédent du poids normal de l'enfant, nous arrivons ainsi à constituer une table qui nous fournira, à simple lecture, les indications nécessaires à l'établissement d'une ration suffisante.

Il faut bien avouer, d'ailleurs, qu'il y a une certaine indétermination dans ces faits; suivant les auteurs, on trouve des indications quelque peu variables, mais qui oscillent entre les chiffres moyens que nous donnons.

| ÂGE APPROXIMATIF. | TAILLE. | POIDS NORMAL. | CALORIES PAR KILOGRAMME. |
|---|---|---|---|
| | m. c. | kilogr. | |
| 5 ans................ | 1 00 | 15 | 60 à 80 |
| 10 ans............... | 1 25 | 25 | 55 à 60 |
| 12 ans............... | 1 40 | 30 | 50 à 55 |
| 14 ans............... | 1 50 | 40 | 45 à 50 |
| 16 ans............... | 1 60 | 50 | 45 |
| 18 ans............... | 1 63 | 55 | 40 |

Nous avançons ainsi dans nos déductions, et lorsque je vous aurai donné la valeur en calories des principaux aliments, vous serez déjà à même d'établir la ration alimentaire pour un enfant d'un âge quelconque.

Tous les chiffres que je vais vous donner ici sont établis pour 100 grammes de l'aliment considéré.

### Le lait et les œufs.

100 grammes de lait valent 65 à 70 calories, suivant la richesse en graisse.

En sucrant le lait avec 40 ou 50 grammes de sucre, on peut augmenter sensiblement sa valeur alimentaire presque d'un tiers. 100 grammes de lait sucré valent alors à peu près 100 calories.

La graisse du lait est d'une valeur nutritive bien supérieure. 100 grammes de crème donnent 250 calories.

Enfin, le meilleur de tous les aliments, le plus nourrissant, est le beurre, puisque 100 grammes correspondent à 750 calories et équivalent ainsi à la valeur d'un litre de lait.

Parmi les autres dérivés du lait qui ont une valeur nutritive importante, citons surtout les fromages. 100 grammes de fromage de gruyère correspondent à 360 calories.

Un œuf pesant en moyenne 50 grammes représente 75 calories (jaune, 55 calories; blanc, 20 calories). Il faudrait donc 10 œufs pour remplacer un litre de lait.

### Les viandes.

La valeur nutritive des viandes est plus difficile à déterminer exactement, à cause des proportions très variables des graisses, suivant les animaux et suivant les morceaux. 100 grammes de viande peuvent dégager 100 calories si la viande est très maigre; 300 à 350 calories si la viande est très grasse. En moyenne, on peut admettre que 100 grammes correspondent à 250 calories.

La viande de veau, de mouton ou de poulet donne 200 calories pour 100 grammes. La viande de porc est beaucoup plus riche, car elle est plus grasse : 100 grammes donnent en moyenne 300 calories. Le jambon est un exemple de la différence qui peut exister entre les morceaux de la viande de porc : 100 grammes de jambon maigre correspondent à 200 calories; 100 grammes de jambon dont on n'a pas séparé la graisse donnent 400 calories.

Enfin, 100 grammes de poisson donnent sensiblement 100 calories.

### Aliments végétaux.

Le pain est un aliment très riche. 100 grammes dégagent

200 calories; les biscottes et les biscuits sont encore plus nourrissants : 100 grammes égalent 400 calories. Les farines de céréales (blé, orge, avoine, etc.); les légumineuses (pois, haricots, lentilles); le macaroni, les pâtes, ont une valeur de 350 calories pour 100 grammes. Les pommes de terre, beaucoup moins nourrissantes, ne donnent, au contraire, pour 100 grammes que 90 calories.

Enfin, les légumes verts et la plupart des fruits ne constituent qu'un apport alimentaire des plus modiques. Ils dégagent en moyenne de 20 à 50 calories par 100 grammes, mais ils ont d'autres avantages sur lesquels nous reviendrons ultérieurement.

Nous rangerons parmi les substances végétales le sucre, aliment des plus importants. 100 grammes de sucre dégagent 400 calories.

Vous voyez ainsi que, pour un enfant dont le poids normal est de 30 kilogrammes, il faudra sensiblement 1,500 calories par jour, comme le tableau donné plus haut permet de l'établir. Si on veut le nourrir uniquement avec du lait, il faudra donc lui donner deux litres de lait par jour pour assurer sa ration alimentaire, le litre de lait donnant 700 calories environ.

Cette ration alimentaire moyenne doit-elle être modifiée lorsque l'enfant doit fournir un travail intellectuel plus considérable? Doit-on, par exemple, augmenter la quantité d'aliments pour des jeunes gens qui préparent des examens et qui développent un effort et une attention bien supérieurs à ceux des jeunes enfants? C'est une question qui a été longtemps débattue, mais les recherches du physiologiste Atwater ont démontré que le travail intellectuel plus intense n'exigeait aucun supplément de calories. Je ne puis donner ici le détail de ses expériences, mais, dans des recherches qui ne laissent place à aucun doute et réalisées sur des étudiants, il a pu établir que la dépense en calories était exactement la même pendant le repos intellectuel, ou lorsque l'étudiant se livrait d'une façon constante à des calculs mathématiques très ardus.

Nous avons donné ici, dans les tableaux plus haut cités, les chiffres nécessaires pour régler la ration quotidienne des écoliers. Ces notions sont indispensables lorsqu'on veut être sûr de fournir, à une série d'enfants, leur ration moyenne suffisante. On peut, en effet, fixer la proportion des aliments qui doivent entrer dans le menu d'une classe de 50 élèves, par exemple, mais on ne peut mesurer exactement la ration de chaque écolier, ce serait un travail excessif; il faudrait peser les portions, être certain que l'écolier mange tout ce qu'on lui donne, etc. Il y a donc, en pratique, une impossibilité à individualiser la ration alimentaire. Ce que doit savoir le chef de l'institution, c'est que la ration moyenne est largement fournie par le menu de chaque jour.

Pour savoir si l'enfant a absorbé cette ration, nous avons un autre moyen à notre portée : c'est de suivre le poids de l'enfant et son accroissement. Si l'alimentation est normale, l'accroissement du poids de l'enfant sera régulier et vous trouverez une augmentation correspondante au tableau d'accroissement normal. Ces tableaux ont été publiés par différents auteurs, et je vous rapporte ci-dessous les chiffres principaux sur lesquels on se base actuellement.

CROISSANCE DE L'HOMME EN POIDS D'APRÈS QUÉTELET.

| ÂGE. | HOMMES. | | FEMMES. | |
|---|---|---|---|---|
| | POIDS MOYEN. | ACCROISSEMENT ANNUEL. | POIDS MOYEN. | ACCROISSEMENT ANNUEL. |
| | kilogr. | kilogr. | kilogr. | kilogr. |
| 5 ans............ | 15 9 | 1 9 | 15 3 | 1 4 |
| 6 ans............ | 17 8 | 1 9 | 16 7 | 1 4 |
| 7 ans............ | 19 7 | 1 9 | 17 8 | 1 1 |
| 8 ans............ | 21 6 | 1 9 | 19 0 | 1 2 |

| ÀGE. | HOMMES. | | FEMMES. | |
|---|---|---|---|---|
| | POIDS MOYEN. | ACCROISSEMENT ANNUEL. | POIDS MOYEN. | ACCROISSEMENT ANNUEL. |
| | kilogr. | kilogr. | kilogr. | kilogr. |
| 9 ans........... | 23 5 | 1 9 | 21 0 | 2 0 |
| 10 ans........... | 25 2 | 1 7 | 23 1 | 2 1 |
| 11 ans........... | 27 0 | 1 8 | 25 5 | 2 4 |
| 12 ans........... | 29 0 | 2 0 | 29 0 | 3 5 |
| 13 ans........... | 33 1 | 4 1 | 32 5 | 3 5 |
| 14 ans........... | 37 1 | 4 0 | " | " |
| 15 ans........... | 41 2 | 4 1 | 36 3 | 3 8 |
| 16 ans........... | 45 4 | 4 2 | 40 0 | 3 7 |
| 17 ans........... | 49 7 | 4 3 | 43 5 | 3 5 |
| 18 ans. ....... | 53 9 | 4 2 | 46 8 | 3 3 |

Ici encore, tous les auteurs ne sont pas absolument d'accord. Mais en tenant compte de cette table de croissance de Quételet et du tableau que nous avons donné plus haut, on peut admettre que :

De 5 à 10 ans, le poids augmente de 2 kilogrammes par an ;

De 10 à 16 ans, le poids augmente de 5 kilogrammes par an ;

De 16 à 18 ans, le poids augmente de 2 kilogr. 500 par an.

Pour les filles, l'accroissement en poids, à partir de 10 ans, est un peu plus lent et ne dépasse pas 4 kilogrammes par an.

## II. La répartition et la préparation des aliments.

Il ne suffit pas de fixer la quantité de calories à fournir à l'organisme, il convient encore, pour satisfaire à tous les besoins de l'être vivant, de fournir cette énergie avec des aliments variés, répondant à différentes destinations; par exemple, on ne pourrait nourrir un individu exclusivement avec des graisses ou des hydrates de carbone, car les albuminoïdes sont absolument nécessaires et indispensables, ils doivent probablement remplacer chaque jour l'usure de nos tissus.

A un enfant, il faut fournir chaque jour une proportion d'albuminoïdes atteignant sensiblement 1 gr. 75 à 2 grammes par kilogramme. Cette quantité est nécessaire pour l'entretien des tissus et pour fournir également l'azote nécessaire à la croissance des muscles et des différents appareils. L'albumine est fournie par les divers aliments, et vous trouverez dans le tableau ci-dessous la proportion d'albuminoïdes contenues dans les aliments les plus usuels.

### RICHESSE EN ALBUMINOÏDES
### DES PRINCIPALES SUBSTANCES ALIMENTAIRES.

| | p. 100. | | p. 100. |
|---|---|---|---|
| Fromage de gruyère... | 29 | Riz............... | 5 |
| Pois, haricots....... | 23 | Pommes de terre... | 2 |
| Lentilles........... | 20 | Légumes frais (ca- | |
| Viande......... 16 à | 20 | rottes, salades, na- | |
| Œufs............ | 12 | vets, choux, etc.). | 2 |
| Pain............... | 7 | Fruits........... | 0.50 |

Vous voyez ainsi qu'avec du fromage, des pois, des lentilles, des haricots ou de la viande, il est facile de couvrir ce besoin de l'organisme en azote et, somme toute, avec une ration quelque peu variée, on est sûr de fournir à l'enfant une proportion d'azote toujours suffisante. Vous voyez également que pour un enfant de 1 m. 40, dont le poids normal est de 30 kilogrammes, il faut sensiblement 50 grammes d'albuminoïdes par jour; or, 1 gramme d'albuminoïdes dégageant 4 calories, c'est donc 200 calories qui seront fournies par les albumines de la ration. Les autres calories,

1,3oo, seront fournies par les hydrates de carbone et la graisse. La proportion des albumines aux autres aliments est donc sensiblement de 1 à 6.

Une question importante à ce sujet est de savoir si les albumines doivent être surtout fournies par la viande.

La proportion de viande à fournir aux écoliers est un des points les mieux fixés dans les programmes scolaires ; d'après le règlement, on doit donner 70 grammes de viande par repas aux grands élèves, 6o grammes pour les moyens, 5o grammes pour les petits. C'est une proportion très convenable, mais il ne faut pas à cet égard avoir la superstition de la viande. On peut, en effet, diminuer considérablement la ration de viande et permettre un développement normal de l'organisme. Un auteur américain, Schittenden, l'a établi d'une façon très nette. Il a fait porter ses recherches sur des étudiants des Universités ; et je vous montre ici la photographie d'un de ces jeunes athlètes qui, pendant les neuf mois de l'expérience, ne prit que 3o à 6o grammes de viande par jour ; cela ne l'empêchait pas d'avoir une structure musculaire particulièrement vigoureuse. Il ne faut pas oublier, en effet, que l'organisme a un pouvoir d'adaptation à des régimes très variés, et il ne faut pas formuler à cet égard des règles trop absolues.

On pourra donc, dans certains cas, diminuer la viande, car elle a, chez les enfants, de nombreux inconvénients. L'abus de viande et d'œufs entraîne de la constipation et des entérites, et ce détail a son importance chez les écoliers français où le fonctionnement de l'intestin est assez négligé. Les viandes conservées et la charcuterie, sauf toutefois le jambon, sont bien plus dangereuses ; à cet égard, il est regrettable de voir si souvent la charcuterie apparaître dans les menus des cantines scolaires de Paris.

La viande a aussi une influence assez mauvaise sur le caractère, comme M. Maurel l'avait noté. Une alimentation carnée peut rendre les enfants plus impulsifs ; avec un régime végétarien ils deviennent, au contraire, beaucoup plus dociles. Cette action de la viande, j'ai pu la mettre en évidence dans des recherches sur l'alimentation chez des épileptiques faites à l'asile de Rouen avec MM. les docteurs Rodiet et Lallemand. Ces malades, qui sont souvent violents et agressifs, deviennent plus dociles avec un régime lacto-végétarien. Notons ici que des chiens nourris exclusivement de viande présentent aussi une excitation excessive et sont difficiles à diriger. Il est bon de connaître ce détail, utile en pédagogie.

Mais la viande a aussi ses avantages : elle est indispensable chez les enfants chétifs, et surtout chez les enfants prédisposés à la tuberculose. Chez les écoliers des grandes villes, il ne faudra donc pas en diminuer la proportion.

Le vin est un aliment et joue son rôle dans la ration alimentaire. Un gramme d'alcool dégageant 7 calories, un litre de vin donnera donc 700 calories, soit à peu près la valeur d'un litre de lait. Il ne s'agit pas naturellement d'alcooliser les enfants, mais l'usage d'un vin peu riche en alcool peut être conservé. Il vaudra mieux s'en abstenir chez les enfants nerveux et dormant mal, car c'est un aliment de luxe.

Le pain, qui est fourni à volonté, peut au contraire devenir nuisible par son abondance même. Lorsque l'on donne du pain frais aux enfants, ils ont une tendance à en abuser, ils l'avalent sans le mastiquer, et c'est là une des causes les plus certaines des troubles dyspeptiques. Chez les écoliers, il vaudrait mieux le donner en moins grande quantité et donner une ration déterminée à chaque repas.

Enfin il ne faudra pas négliger, dans l'institution du régime, de laisser une place considérable aux végétaux. Ils sont peu nourrissants, mais ils sont indispensables pour le fonctionnement normal de l'intestin. Les végétaux contiennent, en effet, de la cellulose, qui représente pour les fibres musculaires de l'intestin l'excitant normal. Je pourrais vous citer, à cet égard, l'exemple du lapin; cet animal, naturellement constipé, puisqu'il n'évacue ses matières que sous forme de petites boules dures, ne peut faire fonctionner son intestin qu'avec une ration abondante de légumes frais. Si on les supprime, il meurt d'occlusion intestinale. Les choses n'iront pas si loin dans les écoles et ne tourneront pas au tragique, si l'économe n'a pris le soin de donner aux légumes la part qui leur convient, mais il en résulte néanmoins des troubles digestifs qui ne sont pas sans importance.

Enfin, tout n'est pas dit par ces quelques notions. La *proportion* de la viande, du pain et des végétaux est certainement importante, mais n'est pas tout. La *préparation* des aliments joue dans la nutrition un rôle qu'on ne saurait négliger. Même sur le chien, l'influence psychique a une action prédominante. Pavlow a pu établir qu'un chien sécrète trois ou quatre fois plus de suc gastrique pour un aliment qu'il désire que pour un aliment qu'il mange sans attrait. Il en va de même de l'homme, et l'influence psychique est probablement chez lui encore plus considérable. Les aliments présentés aux écoliers seront plus ou moins bien digérés, suivant leur aspect plus ou moins appétissant. Le rôle du cuisinier dans les établissements scolaires a son importance, trop souvent négligée.

N'oubliez pas non plus combien il est nécessaire de bien mastiquer les aliments. La digestion est plus facile, l'estomac moins distendu, la tête moins congestionnée et moins lourde lorsque les aliments arrivent bien divisés dans la cavité gastrique. Un certain nombre d'Américains ont fait de la mastication prolongée une règle presque religieuse; les disciples de Fletcher s'obligent à mâcher lentement et méthodiquement. Mais sans aller jusqu'à réclamer trente coups de dents par bouchée, il faut que le maître surveille les écoliers pour leur apprendre combien une bonne mastication facilite la digestion ultérieure.

Avec ces notions générales sur les moyens de fixer la quantité des aliments et sur les règles à suivre pour établir une bonne répartition des repas et des différentes substances alimentaires, on peut sans difficulté suivre et diriger les menus d'un groupe d'écoliers quelconque.

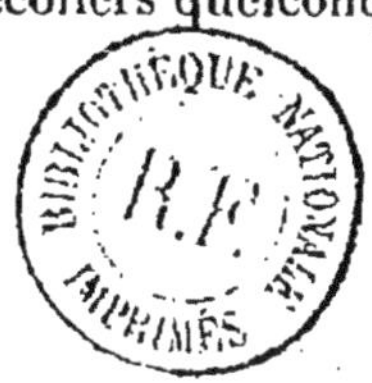

Il m'est impossible d'aller plus loin dans cette voie. On ne peut donner des menus normaux absolument fixes, car le choix des aliments[1] devra varier suivant les saisons, suivant le prix des aliments, suivant les régions de la France. C'est au chef d'institution à s'assurer que les menus sont toujours établis suivant les règles et que la croissance des écoliers est tout à fait normale.

Telles sont les notions essentielles qui doivent diriger l'alimentation dans les écoles. Je terminerai ces considérations, un peu fatigantes, par une anecdote qui montre quelle importance légitime on a attribué à cette question depuis très longtemps.

En préparant cette conférence, j'ai ouvert quelques vieux volumes, et dans les *Œuvres morales et meslées de Plutarque*, traduites du grec en français par maistre Jacques Amiot, le premier chapitre est consacré à la question qui nous occupe : comment il faut nourrir les enfants.

« Lycurgus, dit Plutarque, celuy qui establit les loix des Lacedemoniens, prit un jour deux jeunes chiens nez de mesme pere et de mesme mere, et les nourrit si diversement qu'il en rendit l'un gourmand et goulu, ne sçachant faire autre chose que mal, et l'autre bon à la chasse et à la queste : puis un jour que les Lacedemoniens estoient tous assemblez sur la place, en conseil de ville, il leur parla en ceste maniere : c'est chose de tres grande importance, seigneurs Lacedemoniens, pour engendrer la vertu au cœur des hommes, que la nourriture, l'accoustumance et la discipline; ainsi comme je vous feray voir et toucher au doigt tout à ceste heure. En disant cela, il amena devant toute

---

[1] On trouvera d'ailleurs des conseils et des recettes culinaires dans différents ouvrages : nous indiquerons surtout, parmi les publications récentes, le mémoire de Maurel, déjà cité plus haut; *Les cantines scolaires*, par M. Gosselin, thèse de Paris, 1908; *L'alimentation de l'enfant de deux à six ans*, par M<sup>me</sup> Moll-Weiss, Steinheil, éditeur, 1904; *Les régimes*, par M. de Grandmaison, Maloine, éditeur, 1909.

l'assistance les deux chiens, leur mettant au devant un plat de soupe et un lièvre vif : l'un des chiens s'en courut incontinent après le lièvre, et l'autre se jetta aussi tost sur le plat de soupe. Les Lacedemoniens n'entendoient point encore où il vouloit venir, ne que cela vouloit dire, jusques à ce qu'il leur dit : Ces deux chiens sont nez de mesme pere et de mesme mere, mais ayans esté nourris diversement, l'un est devenu gourmand, l'autre chasseur. »

Nous n'irons pas aussi loin que Plutarque, nous ne croyons pas qu'une bonne alimentation puisse arriver à former le caractère et que les cuisiniers remplacent les éducateurs; mais l'alimentation permet, dans une large mesure, de façonner le corps, et c'est déjà beaucoup pour permettre un développement normal du cerveau et l'exercice régulier de l'intelligence.

www.ingramcontent.com/pod-product-compliance
Ingram Content Group UK Ltd.
Pitfield, Milton Keynes, MK11 3LW, UK
UKHW021029220726
13924UKWH00001B/207